TMS EMS

KONZENTRIERTES UND SORGFÄLTIGES ARBEITEN
ÜBUNGSBUCH
6. AUFLAGE

32 ORIGINALGETREUE UND TESTRELEVANTE KONZENTRATIONSTESTS • KORREKTURHILFE ZU JEDER TESTSIMULATION • EFFIZIENTE LÖSUNGSSTRATEGIEN • BEWÄHRTE TIPPS & TRICKS • EXAKTE ANALYSE DER ORIGINALAUFGABEN • AUSFÜHRLICHE ERKLÄRUNGEN ZU TYPISCHEN FEHLERQUELLEN • DETAILLIERTER TRAININGSPLAN

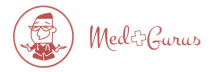

Zuschriften, Lob und Kritik bitte an:

MedGurus® Verlag
Am Bahnhof 1
74670 Forchtenberg
Deutschland

Email: buecher@medgurus.de

Bibliografische Information der Deutschen Nationalbibliothek

Die Deutsche Nationalbibliothek verzeichnet diese Publikation in der Deutschen Nationalbibliografie.
Detaillierte bibliografische Daten sind im Internet über http://dnb.dnb.de abrufbar.

Alle Rechte vorbehalten
© by MedGurus® Verlag · Hetzel, Lechner, Pfeiffer GbR, Forchtenberg

1. Auflage Februar 2011	5. überarbeitete Auflage Februar 2016	Umschlaggestaltung: Studio Grau, Berlin
2. Auflage November 2012	5. überarbeitete Auflage Oktober 2016	Layout & Satz: Studio Grau, Berlin
3. Auflage März 2013	5. überarbeitete Auflage November 2017	Lektorat: Marina Essig
4. Auflage November 2013	6. Auflage Oktober 2018	Druck & Bindung: Schaltungsdienst Lange oHG, Berlin
4. überarbeitete Auflage Februar 2015	**6. Aktualisierte Auflage Oktober 2019**	
5. Auflage Januar 2016		

Das Werk einschließlich aller seiner Teile ist urheberrechtlich geschützt.
Jede Verwertung außerhalb der engen Grenzen des Urheberrechtsgesetzes ist ohne Zustimmung des Verlages unzulässig und strafbar. Das gilt insbesondere für Vervielfältigungen, Übersetzungen, Mikroverfilmungen und die Einspeicherung und Verarbeitung in elektronischen Systemen.

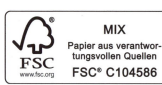

Printed in Germany
ISBN-13: 978-3-200021-33-4

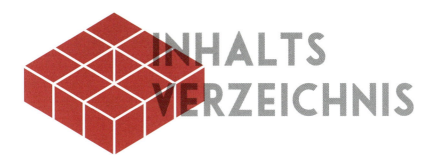

INHALTSVERZEICHNIS

1 EINLEITUNG — 5

1. ALLGEMEINES UND AUFBAU — 6
2. BEARBEITUNGSREGELN — 8
3. ERMITTLUNG DES PUNKTWERTS — 8
4. BEARBEITUNGSSTRATEGIE — 10
5. TRAININGSPENSUM UND –ANLEITUNG — 11
7. HILFE-CHAT — 12
8. NEUIGKEITEN ZUM TMS — 12
9. UNI RANKING – DEINE STUDIENPLATZCHANCE — 12

2 ÜBUNGSAUFGABEN — 13

1. B2 – TEST 1 — 15
2. BOWLINGKUGELN – TEST 1 — 17
3. DB – TEST 1 — 19
4. GERADE ZAHLEN – TEST 1 — 21
5. HUFEISEN KOMBINATIONSTEST 1 — 23
6. KASTEN UND LINIEN – TEST 1 — 25
7. KREISE MIT VIER AUGEN – TEST 1 — 27
8. PQ – TEST 1 — 29
9. QP – TEST 1 — 31
10. PQBD – TEST 1 — 33
11. SUMME 6 – TEST 1 — 35

ÜBUNGSAUFGABEN

12. TFL – TEST 1 — 37
13. WÜRFELSUMME 5 – TEST 1 — 39
14. YIN & YANG – TEST 1 — 41
15. ZAHLEN UND KREISE – TEST 1 — 43
16. 5-ECK — 45
17. B2 – TEST 2 — 47
18. BOWLINGKUGELN – TEST 2 — 49
19. BD – TEST 1 — 51
20. DB – TEST 2 — 53
21. BD – TEST 2 — 55
22. GERADE ZAHLEN – TEST 2 — 57
23. HUFEISEN KOMBINATIONSTEST 2 — 59
24. KASTEN UND LINIEN – TEST 2 — 61
25. KREISE MIT VIER AUGEN – TEST 2 — 63
26. PQ – TEST 2 — 65
27. QP – TEST 2 — 67
28. PQBD – TEST 2 — 69
29. SUMME 6 – TEST 2 — 71
30. TFL – TEST 2 — 73
31. WÜRFELSUMME 5 – TEST 2 — 75
32. YIN & YANG – TEST 2 — 77

3 BUCHEMPFEHLUNGEN, E-LEARNING UND SEMINARE — 79

1. ÜBUNGSMATERIAL ZU DEN EINZELNEN UNTERTESTS — 80
2. E-LEARNING — 82
3. VORBEREITUNGSSEMINARE — 83

VORWORT

Hinter dem MedGurus® Verlag steht eine Initiative von approbierten Ärzten und Medizinstudenten, die es sich zur Aufgabe gemacht haben Medizininteressierten zu ihrem Studienplatz zu verhelfen. Es ist unser Anliegen Chancengleichheit bei der Vorbereitung auf den Medizinertest herzustellen und keine Selektion durch überteuerte Vorbereitungskurse und -materialien zu betreiben. Wir haben daher in den vergangenen Jahren viel Zeit und Herzblut in die Erstellung von Seminaren, Büchern und unserer E-Learning-Plattform investiert. Inzwischen können wir dieses Vorbereitungsangebot für den TMS, EMS, MedAT und Ham-Nat zu studentisch fairen Preisen anbieten. Wir hoffen, dass wir Dir damit den Weg ins Medizinstudium ebnen können, so wie uns das schon bei einer Vielzahl Medizinstudenten vor Dir erfolgreich gelungen ist.

Das Konzept unserer Buchreihe für den TMS & EMS ist simpel:

* Der Leitfaden und der Mathe-Leitfaden für den TMS & EMS erklären Dir anhand von verständlichen Beispielen die Lösungsstrategien zu den einzelnen Untertests des TMS & EMS.
* Mit unseren Übungsbüchern hast Du die Möglichkeit anhand der zahlreichen Übungsaufgaben, zu den
* jeweiligen Untertests, die beschriebenen Lösungsstrategien einzustudieren.
* Mit unserer TMS Simulation kannst Du zum Abschluss Deiner Vorbereitung Deine Fähigkeiten realistisch überprüfen.

Unsere TMS & EMS Buchreihe wird dabei jedes Jahr auf den neuesten Stand gebracht und an die aktuellen Änderungen im TMS & EMS angepasst.

Auf Dein Feedback zu unseren Büchern freuen wir uns. Für konstruktive Kritik haben wir immer ein offenes Ohr und setzen Deine Wünsche, Anregungen und Verbesserungsvorschläge gerne um. Du erreichst uns unter buecher@medgurus.de oder auf Facebook unter www.facebook.com/medgurus. Hier veröffentlichen wir auch regelmäßig Neuigkeiten zu den Medizinertests.

Im Übrigen werden fünf Prozent der Gewinne des MedGurus® Verlages für karitative Zwecke gespendet. Detaillierte Informationen zu unseren geförderten Projekten findest Du auf unserer Homepage www.medgurus.de.

Jetzt wünschen wir Dir viel Spaß bei der Bearbeitung dieses Buches, eisernes Durchhaltevermögen bei der Vorbereitung und nicht zuletzt viel Erfolg im Medizinertest!

Dein Autorenteam
Alexander Hetzel, Constantin Lechner und Anselm Pfeiffer

DANKE!
Wenn Du der Meinung bist, dass Dir dieses Buch helfen konnte, dann bewerte es bitte auf **Amazon.de** oder auf unserer Homepage **www.medgurus.de**.

EINLEITUNG

1.	ALLGEMEINES UND AUFBAU	6	5.	TRAININGSPENSUM UND –ANLEITUNG	11
2.	BEARBEITUNGSREGELN	8	7.	HILFE-CHAT	12
3.	ERMITTLUNG DES PUNKTWERTS	8	8.	NEUIGKEITEN ZUM TMS	12
4.	BEARBEITUNGSSTRATEGIE	10	9.	UNI RANKING – DEINE STUDIENPLATZCHANCE	12

EINLEITUNG

1. ALLGEMEINES UND AUFBAU

Der Untertest Konzentriertes und sorgfältiges Arbeiten ist Teil des Medizinaufnahmetests TMS in Deutschland und EMS in der Schweiz. Dieser Untertest zählt zu den gut trainierbaren Untertests auf die in der Vorbereitung ein Schwerpunkt gelegt werden sollte. Bei ausdauerndem und regelmäßigem Training kann man hier 18–20 von 20 Punkten erreichen. Bei einer Vorbereitungszeit von ca. fünf Wochen bei der zwei Mal pro Tag eine Variante gekreuzt werden sollte, kann dieses Ziel erreicht werden. Auch, wenn das anfangs unwahrscheinlich erscheint, lohnt es sich dran zu bleiben und regelmäßig weiter zu üben. Mit jedem Mal wird es ein bisschen besser gehen. Du wirst es sehen!

Der Untertest ist aufgebaut aus 40 x 40 Zeilen, also insgesamt 1600 Zeichen. In diesen 1600 Zeichen sind 400 Richtige versteckt, die man in 8 Minuten zu finden hat. Die Richtigen sind beispielsweise einzelne Zeichen („Markiere alle Würfel mit 4 Augen") oder Kombinationen aus zwei Zeichen („Markiere jedes p vor einem q"). Es empfiehlt sich bei der Bearbeitung immer einen Countdown auf einer Stoppuhr von 8 Min. mitlaufen zu lassen.

 **TIPP**

* **CLOCKWORK ORANGE**
  Im TMS und EMS sind keine Armbanduhren erlaubt. Daher solltest Du unbedingt einen Digitalwecker mit ausgeschalteter Alarmfunktion zum Test mitbringen.

Der Aufbau und Ablauf dieses Untertests ist im EMS und TMS derselbe. Das Testniveau ist dabei in den letzten Jahren konstant gestiegen. Dabei waren die Fragestellungen sehr unterschiedlich.

Zum einen wurden einfachere Buchstaben- oder Symbolkombinationen gefragt, wie beispielsweise „Kreuze jedes p vor einem q" oder „Kreuze jedes b vor einem d" oder „Kreuze jedes t vor einem f" oder „Kreuze die nach unten geöffneten Hufeisen vor den nach oben geöffneten Hufeisen".

Beispiel

Kreuze jedes p vor einem q.

pp̶qqqp̶q̶p̶qp

Zum anderen wurden teilweise sehr komplexe Anweisungen formuliert wie beispielsweise: „Kreuze das Viereck, bei dem sich die Linie zum nächsten Viereck um 180° gedreht hat" oder „Markiere die Zahlen, die mit der folgenden in Summe 4 ergeben". Das schwierige an diesen Fragestellungen ist, dass man jedes Zeichen mit dem nächsten vergleichen muss, da jedes Zeichen im Kontext seines Nachfolgers zu betrachten ist. Daher können auch mehrere Zeichen nacheinander richtig sein.

Beispiel
Markiere die Zahlen, die mit der folgenden in Summe 4 ergeben.

10422301032240 4

Jedes Zeichen mit dem nächsten zu vergleichen kostet natürlich Zeit und ist daher auch ungleich schwerer in der Bearbeitung.

2. BEARBEITUNGSREGELN

WAS SOLLTE BEI DER BEARBEITUNG BEACHTET WERDEN?

Der Untertest muss mit einem schwarzen Fineliner bearbeitet werden. Man sollte nicht zu dünn oder schwach markieren, da sonst der auslesende Computer diese Zeichen überliest und nicht auswertet. Die Zeichen sind im originalen TMS bzw. EMS rot.

Eine Korrektur falsch angekreuzter Zeichen verbietet sich und ist, ganz nebenbei bemerkt, unmöglich, da die Markierung eines Fineliners nicht entfernt werden kann.

Eine Regel zum Anstreichen bezieht sich immer nur auf eine Zeile. Das letzte Zeichen einer Zeile und das erste Zeichen der nächsten Zeile sind keine Kombination und müssen nicht überprüft werden. Soll z. B. jedes q vor einem p gekreuzt werden, so ist ein q am Ende einer Zeile das vor einem p in der nächsten Zeile steht nicht zu kreuzen. Das letzte Zeichen in der Zeile ist in diesem Fall nie anzustreichen.

3. ERMITTLUNG DES PUNKTWERTS

Es ist wichtig nicht nur regelmäßig zu kreuzen, sondern auch sein Ergebnis anschließend auszuwerten. Das hat einerseits den Zweck, den Punktwert zu ermitteln und andererseits Deine eigenen Fehlerquellen aufzudecken. Die Korrekturhilfe auf der Rückseite der folgenden Testversionen vereinfacht das Ermitteln der Anzahl der richtig und falsch gekreuzten Zeichen. Du kannst dazu z. B. den Test mit der auf der Rückseite aufgedruckten Korrekturhilfe gegen das Licht halten, um die Markierungen zu sehen. So kannst Du recht einfach überprüfen, welche Zeichen Du richtig, welche Du falsch und welche Du überlesen hast.

Die manuelle Art und Weise der Punktefeststellung funktioniert folgendermaßen: Du zählst zum einen die Anzahl der richtig markierten Zeichen und zum anderen die Anzahl der falsch markierten Zeichen. Du kannst dazu die richtig markierten Zeichen einer Zeile beispielsweise auf der linke Seite des Tests zusammenzählen und die falsch markierten auf der rechten Seite. Dann setzt Du die Summe der Richtigen und die der Falschen in folgende Bewertungsformel ein (TMS-Koordinationsstelle Universität HD, 2008):

Auswertung Konzentrationstest mit 1600 Zeichen (40 Zeichen * 40 Zeilen)

$$\text{Anzahl der Punkte} = \frac{(\text{richtige Zeichen} - \text{falsche Zeichen})}{20}$$

WAS WIRD ALS RICHTIG GEWERTET?	jedes korrekt gekreuzte Zeichen
WAS WIRD ALS EIN FEHLER GEWERTET?	jedes falsch gekreuzte Zeichen jedes überlesene Zeichen

Die gesuchte Kombination zum Anstreichen bezieht sich immer nur auf eine Zeile. Das letzte Zeichen einer Zeile bezieht sich also nicht auf das erste Zeichen der nächsten Zeile, sondern die Zeilen sind unabhängig voneinander. Soll jedes q vor einem p gekreuzt werden, so ist ein q am Ende einer Zeile, das vor einem p in der nächsten Zeile steht, nicht zu kreuzen. Das letzte Zeichen in der Zeile ist in diesem Fall also nie zu kreuzen.

Der Test wird bis zum letzten von Dir markierten Zeichen in Leserichtung ausgewertet. Als falsch gekreuzte Zeichen gelten neben überlesenen und falsch angekreuzten Zeichen auch solche, die die Anstreichregeln verletzen und beispielsweise nicht diagonal, sondern horizontal angekreuzt wurden. Du solltest also beim Anstreichen auch besonders darauf achten den Anweisungen entsprechend anzustreichen und nicht zu schwach oder mit nur einem Punkt zu markieren, da nur Zeichen gewertet werden, die mindestens zu 50 Prozent getroffen wurden.

Falls man ein Zeichen überliest, wird dies ebenfalls als Fehler gewertet, zudem fehlt einem dieses überlesene Zeichen auch bei den richtig angekreuzten Zeichen. Angenommen Du überliest ein Zeichen, dann kannst Du bei 400 Richtigen im Test nur noch maximal 399 erreichen. Da das überlesene Zeichen aber zusätzlich als Fehler gewertet wird, kannst Du nur noch 398 Richtige erreichen. Es zählt somit wie ein Doppelfehler. Daher ist es zu vermeiden, Zeichen zu überlesen oder gar ganze Zeilen zu überspringen. Wie Du das vermeidest, ist im folgenden Kapitel Bearbeitungsstrategie erklärt. Zeichen, die sich an das letzte von Dir markierte Zeichen anschließen, d.h. Zeichen, die man nicht bearbeiten konnte, werden nicht als überlesene Zeichen bzw. als Fehler gewertet. Es sei hier nochmals darauf hingewiesen, dass bei der manuellen Auswertung des Tests ein überlesenes

Zeichen nur als ein Fehler zu zählen ist, da durch das Überlesen des Zeichens automatisch ein richtiges Zeichen fehlt, wodurch in Summe mit dem Fehler zwei Richtige von der Maximalzahl der richtig gekreuzten Zeichen abgezogen werden.

Im Originaltest wird die Differenz der richtigen und falschen Zeichen des besten Absolventen als Maßstab für die anderen herangezogen. Die anderen werden sozusagen relativ zum Testergebnis des besten Absolventen gemessen und nicht an der maximal erreichbaren Anzahl richtig zu kreuzender Zeichen. Das heißt, selbst wenn Du es beispielsweise nur bis Zeile 20 schaffen solltest, besteht trotzdem die Möglichkeit die vollen 20 Punkte zu erlangen, vorausgesetzt, dass der beste Absolvent es ebenso nur bis zur Zeile 20 geschafft hat.

4. BEARBEITUNGSSTRATEGIE

Es gilt die Art der Bearbeitung zu finden, mit der Du am schnellsten kreuzt und nicht Gefahr läufst eine Zeile zu überspringen. Es gibt drei sinnvolle Möglichkeiten den Untertest zu bearbeiten. Du kannst den Test entweder Zeile für Zeile von **links nach rechts** bearbeiten, im **Schlangenlinienverfahren,** d.h. eine Zeile von links nach rechts und die nächste von rechts nach links zurück usw., oder nur **von rechts nach links** kreuzen. Das Schlangenlinienverfahren bietet den Vorteil, dass Du am Ende jeder Zeile siehst, wo das letzte Zeichen markiert wurde und wo die nächste Zeile anfängt. So kannst Du es also gut vermeiden Zeilen zu überspringen.

▽ VORSICHT

Beim Schlangenlinienverfahren solltest Du nach 7:30 Minuten die Kreuzrichtung auf von links nach rechts umstellen. Es besteht nämlich sonst die Gefahr, dass Du am Ende der acht Minuten eine Zeile von rechts zu kreuzen beginnst und die Zeit abläuft, bevor Du die restlichen Zeichen dieser Zeile kreuzen konntest. Dadurch werden Dir die fehlenden, überlesenen Zeichen als Fehler gewertet.

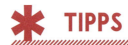 **TIPPS**

* **KOMBINIEREN WIE SHERLOCK**
  Es ist auch zu empfehlen Dir vor dem Testbeginn alle **Kombinationsmöglichkeiten** der Aufgabenstellung **aufzuschreiben**. Das gilt vor allem für den Summe-6-Test und ähnliche. Addierst Du hier tatsächlich alle aufeinanderfolgenden Zahlen, kostet dieser zusätzliche Schritt Arbeitsspeicher und damit Geschwindigkeit. Einfacher ist zuvor alle Kombinationsmöglichkeiten (33, 42, 24, 51, 15) niederzuschreiben und diese dann visuell und nicht rechnerisch wiederzuerkennen.

* **SWEET SPOT**
  Traubenzucker steigert die Aufmerksamkeit kurzfristig und wirkt etwa zehn Minuten nach Einnahme. Allerdings fällt man danach in ein Konzentrationsloch von dem man sich aber in der anschließenden Pause gut erholen kann. Traubenzucker eignet sich also in diesem, wie auch in dem letzten Test am Nachmittag (**Tabellen und Diagramme**). Wegen des anschließenden Konzentrationslochs solltest Du allerdings nicht wie besessen durchgehend Traubenzucker verschlingen.

* **PLUG AND PLAY**
  Ohropax können speziell in diesem Untertest hilfreich sein, da man störende Geräusche, die von den anderen TeilnehmerInnen verursacht werden, ausblenden kann. Keine Angst, die Anweisungen des Testleiters kann man trotzdem noch hören.

5. TRAININGSPENSUM UND –ANLEITUNG

Für ein ausreichendes Training sollte man fünf Wochen Zeit einplanen, in denen täglich zwei mal ein Untertest gekreuzt wird. Nach dem Austesten des für einen selbst am besten geeignetsten Bearbeitungsverfahren, sollte man dieses Verfahren nicht mehr ändern. Stellt man z.B. fest, dass **von rechts nach links kreuzen** das persönlich schnellste Verfahren darstellt, behält man dieses für die kommenden fünf Wochen bei. Es ist auch sehr zu empfehlen, bei der Vorbereitung nicht immer dieselbe Version zu kreuzen, sondern **regelmäßig zu wechseln**. Im EMS 2011 wurde die Aufgabe gestellt: „Kreuze alle Zahlen die mit der nächsten Zahl in Summe 4 ergeben." Im EMS 2012 wurde dann die Aufgabe gestellt: „Kreuze alle Zahlen, die mit der nächsten in Summe 5 ergeben." Das führte natürlich bei den Testteilnehmern zur Verwirrung, die sich mit der Testversion des EMS 2011 vorbereitet hatten, weil sie im Test automatisch die Summe 4 suchten. **Die Quintessenz ist also alle möglichen Varianten eines Tests mit vorzubereiten wie z.B. qp, pq, bd, db.**

Als **ersten Schritt** im Training empfiehlt es sich die **Geschwindigkeit** auszubauen. Das heißt jede Testvariante sollte so lange geübt werden, bis man auch die 40ste Zeile erreicht hat.

Der **zweite Schritt** ist dann die **Genauigkeit**. Nur genaues Kreuzen bringt Punkte. Bei zu schnellem Kreuzen passieren eher Leichtsinnsfehler und man überliest Zeichen. Daher sollte man im Test selber eher den Schwerpunkt auf die Genauigkeit legen, jedoch eine zügige Bearbeitung nicht außer Acht lassen.

Um die persönliche maximale Kreuzgeschwindigkeit zu erreichen, sollte man versuchen nicht den Stift beim Markieren mit den Augen zu fixieren. Das Trainingsmotto lautet also: **Der Blick ist schneller, als der Stift kreuzt.** Während man ein Zeichen kreuzt, fokussieren die Augen bereits das nächste zu kreuzende Zeichen.

Frisch gewagt, ist halb gewonnen. Also Attacke und ran an die Vorbereitung!

In diesem Buch werden die Markierungsregeln der einzelnen Testvarianten mit einem Beispiel zur Illustration erklärt.

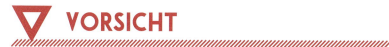

VORSICHT

> Bevor man mit der Bearbeitung startet, ist es zu empfehlen jede Variante eines Tests mehrfach zu kopieren. Die Varianten liegen jeweils in nur einer Kopie vor! Diese Kopien sind allerdings nur für den Eigenbedarf zu erstellen, da jeder Test durch das Urheberrecht geschützt ist. Wir appellieren hier an Fairplay und bitten den betriebenen Aufwand des Autors zu respektieren.

6. HILFE-CHAT

Du hast noch Fragen zu den Übungsaufgaben, eine Korrektur zu melden oder einen Verbesserungsvorschlag? Na dann, schieß los! Über unseren Hilfe-Chat stehen wir Dir immer zur Verfügung. Folge einfach dem neben- stehenden QR-Link und poste dort Deine Frage. Wir nehmen uns Deinem Anliegen an, und werden darauf schnell antworten.

7. NEUIGKEITEN ZUM TMS

Obwohl es beim Aufbau des TMS in den letzten Jahren keine größeren Umstrukturierungen gab, sind doch immer wieder kleine Neuerungen und Anpassungen erfolgt. Wir versuchen diese Aktualisierungen natürlich stets in unseren Büchern abzubilden, doch leider ist das aufgrund der Kurzfristigkeit der Informationen nicht immer möglich. Deswegen posten wir für Dich in unserer MedGurus Community alle Neuigkeiten zum TMS und EMS. Dadurch gibt es für Dich mit Sicherheit keine fiesen Überraschungen am Testtag. Einfach dem nebenstehenden QR-Link folgen und mal reinschnuppern.

8. UNI RANKING – DEINE STUDIENPLATZCHANCE

Leider ist es inzwischen nicht mehr ausreichend ein gutes TMS Ergebnis zu erzielen, um einen Medizinstudienplatz zu erhalten. Man muss sich auch an der richtigen Universität damit bewerben. Bei falscher Ortspräferenz ist es, selbst mit guten Voraussetzungen, möglich keinen Studienplatz zu erhalten. Eine gewissenhafte, selbstständige Berechnung der Studienplatzchancen an den Universitäten dauert allerdings tagelang, da die vielen verschiedenen Auswahlkriterien das Auswahlverfahren der Hochschulen unübersichtlich und komplex machen.

Deshalb haben wir für Dich das Uni Ranking erstellt. Es hilft Dir Dich in diesem Dschungel zurechtzufinden und erstellt Dir Deine ganz individuelle Chancenanalyse. Nach Eingabe Deiner Daten erhältst Du von uns eine detaillierte Auswertung an welchen Universitäten Du die besten Chancen auf einen Medizinstudienplatz hast. Ganz einfach, schnell und unkompliziert. Folge einfach dem nebenstehenden QR-Link und berechne jetzt Deine Chance auf einen Medizinstudienplatz in Deutschland.

ÜBUNGSAUFGABEN

1.	B2 – TEST 1	15
2.	BOWLINGKUGELN – TEST 1	17
3.	DB – TEST 1	19
4.	GERADE ZAHLEN – TEST 1	21
5.	HUFEISEN KOMBINATIONSTEST 1	23
6.	KASTEN UND LINIEN – TEST 1	25
7.	KREISE MIT VIER AUGEN – TEST 1	27
8.	PQ – TEST 1	29
9.	QP – TEST 1	31
10.	PQBD – TEST 1	33
11.	SUMME–6 – TEST 1	35
12.	TFL – TEST 1	37
13.	WÜRFELSUMME 5 – TEST 1	39
14.	YIN & YANG – TEST 1	41
15.	ZAHLEN UND KREISE – TEST 1	43
16.	5-ECK	45

17.	B2 – TEST 2	47
18.	BOWLINGKUGELN – TEST 2	49
19.	BD – TEST 1	51
20.	DB – TEST 2	53
21.	BD – TEST 2	55
22.	GERADE ZAHLEN – TEST 2	57
23.	HUFEISEN KOMBINATIONSTEST 2	59
24.	KASTEN UND LINIEN – TEST 2	61
25.	KREISE MIT VIER AUGEN – TEST 2	63
26.	PQ – TEST 2	65
27.	QP – TEST 2	67
28.	PQBD – TEST 2	69
29.	SUMME–6 – TEST 2	71
30.	TFL – TEST 2	73
31.	WÜRFELSUMME 5 – TEST 2	75
32.	YIN & YANG – TEST 2	77

2 ÜBUNGS AUFGABEN

Name: _____   Vorname: _____

EMS bzw. TMS

Eignungstest für das Medizinstudium

Konzentriertes und sorgfältiges Arbeiten
b2 - Test 1

Label hier

Aufgabenstellung:
Markiere jedes b mit 2 Strichen.

Auswertungsformel:
(Richtige minus Falsche)/**30** = Anzahl der Punkte

Bsp.: ᵈb ᵈb ᵈb ᵈb ᵈb ᵈb ᵈb

Bitte nur so markieren

15

©MedGurus, Forchtenberg

Konzentriertes und sorgfältiges Arbeiten

Eignungstest für das Medizinstudium

p2 - Test 1

Name: _____

Vorname: _____

EMS bzw. TMS

Label hier

Aufgabenstellung:
Markiere jedes d mit 2 Strichen.

Bsp.:

Bitte nur so markieren

Name: _____   Vorname: _____

EMS bzw. TMS

Label hier

Eignungstest für das Medizinstudium

Konzentriertes und sorgfältiges Arbeiten
Bowlingkugeln - Test 1

Aufgabenstellung:
Markiere jede ⊙ vor jeder ◯ und jede ◯ vor jeder ⊙.

Bsp.:

Bitte nur so markieren

©MedGurus, Forchtenberg

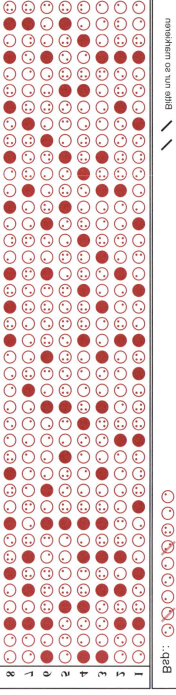

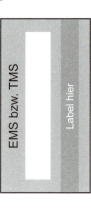

Konzentriertes und sorgfältiges Arbeiten

db - Test 1

Eignungstest für das Medizinstudium

EMS bzw. TMS

Name: _____

Vorname: _____

Label hier

Aufgabenstellung:
Markiere jedes d VOR einem b.

Bsp.: d b d b d b d b d

Bitte nur so markieren

© MediCrunz Forchtenberg

Name: _____ Vorname: _____

EMS bzw. TMS

Label hier

Eignungstest für das Medizinstudium

Konzentriertes und sorgfältiges Arbeiten
Gerade Zahlen - Test 1

Aufgabenstellung:
Markiere die geraden Zahlen, die zwischen zwei ungeraden Zahlen stehen.

Bsp.: 1 2 3 4 5 2 4 5 1 6 1

Bitte nur so markieren ′ / /

©MedGurus, Forchtenberg

21

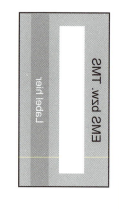

Name: _____   Vorname: _____

EMS bzw. TMS

Label hier

Eignungstest für das Medizinstudium

Konzentriertes und sorgfältiges Arbeiten
Hufeisen Kombinationstest 1

Aufgabenstellung:
Markiere jedes $\cup$ VOR $\cup$ und jedes $\cap$ VOR $\subset$.

Bsp.: $\subset \supset \subset \subset \supset \subset \cap \subset$ // Bitte nur so markieren

©MedGurus, Forchtenberg

Konzentriertes und sorgfältiges Arbeiten

Hufeisen Kombinationstest 1

Eignungstest für das Medizinstudium

EMS bzw. TMS

Label hier

Name: _____

Vorname: _____

Bitte nur so markieren / /

Aufgabenstellung:
Markiere jedes ⊃ VOR ⊂ und jedes ⊂ VOR ⊃ .

Bsp.:

Name: _____

Vorname: _____

EMS bzw. TMS

Label hier

Eignungstest für das Medizinstudium

Konzentriertes und sorgfältiges Arbeiten
Kasten und Linien - Test 1

Aufgabenstellung:

Gesucht sind Kästchen, bei denen der Strich im Kästchen
zum nächsten gespiegelt ist. Markiere dann immer das ERSTE der beiden Kästen.

Bsp.:

Bitte nur so markieren

/ /

Konzentriertes und sorgfältiges Arbeiten

Kasten und Linien - Test 1

Eignungstest für das Medizinstudium

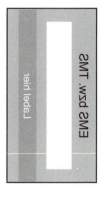

Name: _____

Vorname: _____

Aufgabenstellung:
Gesucht sind Kästchen, bei denen im Kästchen zum nächsten Kästchen gespiegelt ist. Markiere dann immer das ERSTE der beiden Kästchen.

Bsp.:

Bitte nur so markieren /

EMS bzw. TMS

Name: _____   Vorname: _____

EMS bzw. TMS

Label hier

Eignungstest für das Medizinstudium

Konzentriertes und sorgfältiges Arbeiten
Kreise mit 4 Augen - Test 1

Aufgabenstellung:
Markiere jeden Kreis, der 4 Augen aufweist.

Bsp.:

Bitte nur so markieren

©MedGurus, Forchtenberg

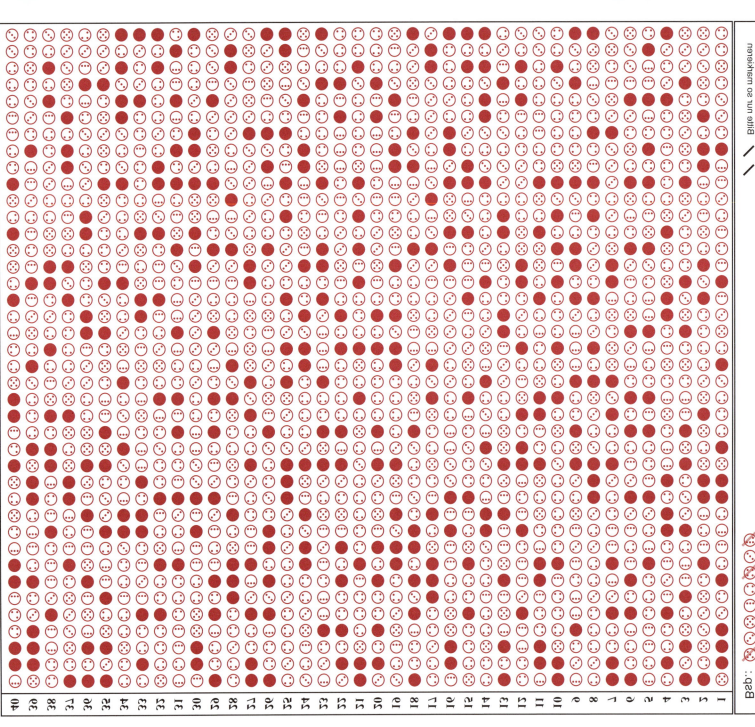

EMS bzw. TMS

Label hier

Name: _____ Vorname: _____

Eignungstest für das Medizinstudium

Konzentriertes und sorgfältiges Arbeiten
pq - Test 1

Aufgabenstellung:
Markiere jedes p VOR einem q.

Bsp.: q q p p p p q p q p

// // Bitte nur so markieren

©MedGurus, Forchtenberg

Konzentriertes und sorgfältiges Arbeiten

p-d - Test 1

Eignungstest für das Medizinstudium
EMS bzw. TMS

Name: _____

Vorname: _____

Label hier

Aufgabenstellung:
Markiere jedes p VOR einem p.

Bsp.:

Bitte nur so markieren

©MediGuru, Fortschanberg

Name: _____ Vorname: _____

EMS bzw. TMS

Label hier

Eignungstest für das Medizinstudium

Konzentriertes und sorgfältiges Arbeiten
qp - Test 1

Aufgabenstellung:
Markiere jedes q VOR einem p.

Bsp.: q p p q p q

Bitte nur so markieren / /

©MedGurus, Forchtenberg

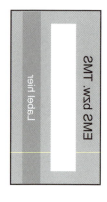

Name: _____   Vorname: _____

EMS bzw. TMS

Label hier

Eignungstest für das Medizinstudium

Konzentriertes und sorgfältiges Arbeiten
pqbd - Test 1

Aufgabenstellung:
Markiere jedes p VOR einem q und jedes b VOR einem d.

Bsp.:   p q d b p q b d

Bitte nur so markieren   / /

©MedGurs, Forchtenberg

Konzentriertes und sorgfältiges Arbeiten

pdpd - Test 1

Eignungstest für das Medizinstudium

EMS bzw. TMS

Label hier

Name: _____

Vorname: _____

Aufgabenstellung:
Markiere jedes p VOR einem p und und jedes b VOR einem d.

Bsp.: b p b p b d

Bitte nur so markieren / /

© MediCruns, Forchenberg

Name: _____ Vorname: _____

EMS bzw. TMS

Label hier

Eignungstest für das Medizinstudium

Konzentriertes und sorgfältiges Arbeiten
Summe 6 - Test 1

Aufgabenstellung:
Markiere die erste von zwei Zahlen die in Summe 6 ergeben.

Bsp.: 1 3 4 5 2 4 5 1

// Bitte nur so markieren

©MedGurus, Forchtenberg

Konzentriertes und sorgfältiges Arbeiten

Eignungstest für das Medizinstudium
EMS bzw. TMS

Summe 6 - Test 1

Name: _____

Vorname: _____

Label hier

Aufgabenstellung:
Markiere die erste von zwei Zahlen die in Summe 6 ergeben.

Bsp.: 1 3 5 4 2 1

Bitte nur so markieren

© MedCrunas, Forchheberg

Name: _____   Vorname: _____

EMS bzw. TMS

Label hier

Eignungstest für das Medizinstudium

Konzentriertes und sorgfältiges Arbeiten
tfl - Test 1

Aufgabenstellung:
Markiere jedes f NACH einem t.

Bsp.: t f f t t f t f

Bitte nur so markieren / /

37

©MedGurus, Forchtenberg

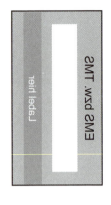

Name: _____ Vorname: _____

EMS bzw. TMS

Label hier

Eignungstest für das Medizinstudium

Konzentriertes und sorgfältiges Arbeiten
Würfelsumme 5 - Test 1

Aufgabenstellung:

Markiere jene Würfel, die mit dem nächsten zusammen
die Würfelsumme 5 ergeben.

Bsp.:

/ / Bitte nur so markieren

©MedGurus, Forchtenberg

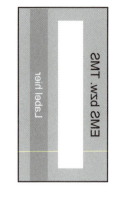

Name: _____   Vorname: _____

EMS bzw. TMS

Label hier

Eignungstest für das Medizinstudium

Konzentriertes und sorgfältiges Arbeiten
Yin & Yang ☯ - Test 1

Aufgabenstellung:
Markiere jenes Zeichen, das mit dem nächsten ein "Yin und Yang" Symbol ergibt.

Bsp.: ☯☯☯☯☯☯☯

Bitte nur so markieren //

© MedGurus, Forchtenberg

Konzentriertes und sorgfältiges Arbeiten
Yin & Yang - Test 1

Eignungstest für das Medizinstudium

Aufgabenstellung:
Markieren jenes Zeichen, das mit dem nächsten Yang "Symbol" eigibt.
Bsp.:

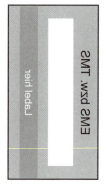

Name: _____

Vorname: _____

EMS bzw. TMS

Label hier

/ /

Bitte nur so markieren

Name: _____   Vorname: _____

EMS bzw. TMS

Label hier

Eignungstest für das Medizinstudium

Konzentriertes und sorgfältiges Arbeiten
Zahlen und Kreise - Test 1

Aufgabenstellung:

Gesucht sind Zahlen, die dem Anteil des Kreisumfanges entsprechen;

1 mit 1/4 Kreis, 2 mit 2/4 Kreis, 3 mit 3/4 Kreis, 4 mit 4/4 Kreis.

Bsp.: ④ ④ ③ ② ④ ① ② ③

Bitte nur so markieren //

43

©MedGurus, Forchtenberg

Konzentriertes und sorgfältiges Arbeiten

Eignungstest für das Medizinstudium
Zahlen und Kreise - Test 1

Name: _____

Vorname: _____

Label hier

EMS bzw. TMS

Aufgabenstellung:

Gesucht sind Zahlen 2 mit Kreis, 3 mit Kreis, 4 mit 3/4 Kreis, 4 mit 4/4 Kreis.

Zählen Sie den Anteil des Kreisumfanges entsprechen:
1 mit 1/4 Kreis, 2 mit 2/4 Kreis, 3 mit 3/4 Kreis, 4 mit 4/4 Kreis.

Bsp.:

Bitte nur so markieren

© MediCampus, Fortnehabeig

Name: _____   Vorname: _____

EMS bzw. TMS

Label hier

Eignungstest für das Medizinstudium

Konzentriertes und sorgfältiges Arbeiten
5-Eck

Aufgabenstellung:
Markiere jedes 5-Eck mit 2 Strichen und jedes 3-Eck mit der Spitze nach oben und Pluszeichen.

Bsp.:

Bitte nur so markieren

/ /

© MedGurus, Forchtenberg

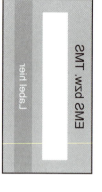

Name: _____   Vorname: _____

EMS bzw. TMS

Label hier

Eignungstest für das Medizinstudium

Konzentriertes und sorgfältiges Arbeiten
b2 - Test 2

Aufgabenstellung:
Markiere jedes b mit 2 Strichen.

Auswertungsformel:
(Richtige minus Falsche)/30 = Anzahl der Punkte

Bsp.:

Bitte nur so markieren

©MedGurus, Forchtenberg

47

EMS bzw. TMS

Label hier

Name: _____

Vorname: _____

Konzentriertes und sorgfältiges Arbeiten

Eignungstest für das Medizinstudium

b2 - Test 2

Aufgabenstellung:
Markiere jedes b mit 2 Strichen.

Bsp.:

Bitte nur so markieren

©MediArtus, Forchtenberg

Name: _____   Vorname: _____

EMS bzw. TMS

Label hier

Eignungstest für das Medizinstudium

Konzentriertes und sorgfältiges Arbeiten
Bowlingkugeln - Test 2

Aufgabenstellung:
Markiere jede ⊙ nach jeder ⊙ und jede ⊙ nach jeder ⊙.

Bsp.: ⊙ ⊙ ⊙ ⊙ ⊙ ⊙ ⊙ ⊙

Bitte nur so markieren //

©MedGurus, Forchtenberg

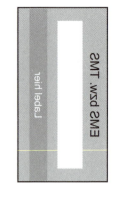

Name: _____   Vorname: _____

EMS bzw. TMS

Label hier

Eignungstest für das Medizinstudium

Konzentriertes und sorgfältiges Arbeiten
bd - Test 1

Aufgabenstellung:
Markiere jedes b VOR einem d.

Bsp.:   d d b b b́ d b́ d b

/ /   Bitte nur so markieren

©MedGurus, Forchtenberg

Konzentriertes und sorgfältiges Arbeiten

pd - Test 1

Eignungstest für das Medizinstudium

EMS bzw. TMS

Label hier

Name: _____

Vorname: _____

Aufgabenstellung:
Markiere jedes b VOR einem d.

Bsp.: q b b q b d b q d

Bitte nur so markieren //

©MediGrund, Forchenberg

Name: _____   Vorname: _____

EMS bzw. TMS

Label hier

Eignungstest für das Medizinstudium

Konzentriertes und sorgfältiges Arbeiten
db - Test 2

Aufgabenstellung:
Markiere jedes b NACH einem d.

Bsp.: d b d b d d d b b

Bitte nur so markieren / /

53

©MedGurus, Forchtenberg

Konzentriertes und sorgfältiges Arbeiten

db - Test 2

Eignungstest für das Medizinstudium
EMS bzw. TMS

Label hier

Name: _____

Vorname: _____

Name: _____

Aufgabenstellung:
Markiere jedes b NACH einem d

Bsp.: d b d b d b d b

Bitte nur so markieren / /

Name: _____ Vorname: _____

EMS bzw. TMS

Label hier

Eignungstest für das Medizinstudium

Konzentriertes und sorgfältiges Arbeiten
bd - Test 2

Aufgabenstellung:
Markiere jedes d NACH einem b.

Bsp.: d b d b d d d b b

/ / Bitte nur so markieren

Konzentriertes und sorgfältiges Arbeiten

bd - Test 2

Eignungstest für das Medizinstudium

EMS bzw. TMS

Label hier

Name:

Vorname:

Name:

Aufgabenstellung:
Markiere jedes d NACH einem b.

Bsp.: d b b d b d d b

Bitte nur so markieren

©MedGurus, Fontainebe

Name: _____   Vorname: _____

EMS bzw. TMS

Label hier

Eignungstest für das Medizinstudium

Konzentriertes und sorgfältiges Arbeiten
Gerade Zahlen - Test 2

Aufgabenstellung:
Markiere die geraden Zahlen, die zwischen
zwei ungeraden Zahlen stehen.

Bsp.: 1 2 3 4 5 2 4 5 1 6 1

/ /   Bitte nur so markieren

© MedGurus, Forchtenberg

Konzentriertes und sorgfältiges Arbeiten

Eignungstest für das Medizinstudium

Gerade Zahlen - Test 2

Aufgabenstellung:
Markiere die geraden Zahlen, die zwischen zwei ungeraden Zahlen stehen.

Bsp.:

EMS bzw. TMS

Label hier

Name: _____

Vorname: _____

Bitte nur so markieren

© MedGurus, Forchtenberg

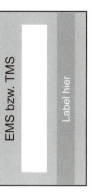

EMS bzw. TMS

Name: _____

Vorname: _____

Label hier

Konzentriertes und sorgfältiges Arbeiten

Eignungstest für das Medizinstudium

Hufeisen Kombinationstest 2

Aufgabenstellung:
Markiere jedes ○ VOR ○ und jedes ○ VOR ○.

Bsp.:

Bitte nur so markieren /

Name: _____ Vorname: _____

EMS bzw. TMS

Label hier

Eignungstest für das Medizinstudium

Konzentriertes und sorgfältiges Arbeiten
Kasten und Linien - Test 2

Aufgabenstellung:

Gesucht sind Kästchen, bei denen der Strich im Kästchen
zum nächsten gespiegelt ist. Markiere dann immer das ZWEITE der beiden Kästchen.

Bsp.:

Bitte nur so markieren

/ /

©MedGurus, Forchtenberg

Konzentriertes und sorgfältiges Arbeiten

Kästen und Linien - Test 2

Eignungstest für das Medizinstudium

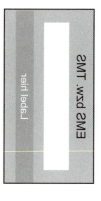

Name: _____   Vorname: _____

EMS bzw. TMS

Label hier

Eignungstest für das Medizinstudium

Konzentriertes und sorgfältiges Arbeiten
Kreise mit 4 Augen - Test 2

Aufgabenstellung:
Markiere jeden Kreis, der 4 Augen aufweist.

Bsp.:

/ / Bitte nur so markieren

©MedGurus, Forchtenberg

Konzentriertes und sorgfältiges Arbeiten

Eignungstest für das Medizinstudium
Kreise mit 4 Augen – Test 2

Aufgabenstellung:
Markiere jeden Kreis, der 4 Augen aufweist.

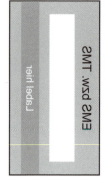

Name: _____   Vorname: _____

EMS bzw. TMS

Label hier

Eignungstest für das Medizinstudium

Konzentriertes und sorgfältiges Arbeiten
pq - Test 2

Aufgabenstellung:
Markiere jedes q NACH einem p.

Bsp.: q p q p q q q p p

Bitte nur so markieren / /

Konzentriertes und sorgfältiges Arbeiten

pd - Test 2

Eignungstest für das Medizinstudium
EMS bzw. TMS

Name: _____

Vorname: _____

Name: _____

Label hier

Aufgabenstellung:
Markiere jedes p NACH einem p.

Kurzbeschreibung:

Bsp.: p d p p p d p

Bitte nur so markieren /

© MedaGurus, Forchtenberg

Name: _____   Vorname: _____

EMS bzw. TMS

Label hier

Eignungstest für das Medizinstudium

Konzentriertes und sorgfältiges Arbeiten
qp - Test 2

Aufgabenstellung:
Markiere jedes p NACH einem q.

Bsp.: q q q p q p q

Bitte nur so markieren / /

©MedGurus, Forchtenberg

Konzentriertes und sorgfältiges Arbeiten

Eignungstest für das Medizinstudium

dp - Test 2

EMS bzw. TMS

Name: _____

Vorname: _____

Aufgabenstellung:
Markiere jedes p NACH einem p.

Kurzbeschreibung:

Bsp.:

Bitte nur so markieren

Name: _____   Vorname: _____

EMS bzw. TMS

Label hier

Eignungstest für das Medizinstudium

Konzentriertes und sorgfältiges Arbeiten
pqbd - Test 2

Aufgabenstellung:
Markiere jedes q NACH einem p und jedes d NACH einem b.

Bsp.: b d b p q d b p q

/ /   Bitte nur so markieren

© MedGurus, Forchtenberg

69

Konzentriertes und sorgfältiges Arbeiten

pdbq - Test 2

Eignungstest für das Medizinstudium

EMS bzw. TMS

Name: _____

Vorname: _____

Label hier

Aufgabenstellung:
Markiere jedes p NACH einem p und jedes b NACH einem b.

Bsp.: b q b p d b q p

Bitte nur so markieren / /

© MedGurus . Forthandbe

Name: _____ Vorname: _____

Eignungstest für das Medizinstudium

Konzentriertes und sorgfältiges Arbeiten
Summe 6 - Test 2

EMS bzw. TMS

Label hier

Aufgabenstellung:
Markiere die erste von zwei Zahlen die in Summe 6 ergeben.

Bsp.: 1 3 3 4 5 2 4 5 1

Bitte nur so markieren //

© MedGurus, Forchtenberg

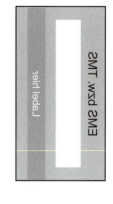

EMS bzw. TMS

Label hier

Name: _____   Vorname: _____

Eignungstest für das Medizinstudium

Konzentriertes und sorgfältiges Arbeiten
tfl - Test 2

Aufgabenstellung:
Markiere jedes f NACH einem t.

Bsp.: t t f f t f t f

/ /   Bitte nur so markieren

© MedGurs, Forchtenberg

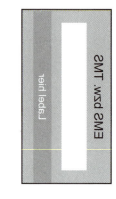

Name: _____   Vorname: _____

EMS bzw. TMS

Label hier

Eignungstest für das Medizinstudium

Konzentriertes und sorgfältiges Arbeiten
Würfelsumme 5 - Test 2

Aufgabenstellung:
Markiere jene Würfel, die mit dem nächsten zusammen
die Würfelsumme 5 ergeben.

Bsp.:

/ /   Bitte nur so markieren

© MedGurus, Forchtenberg

Konzentriertes und sorgfältiges Arbeiten

Eignungstest für das Medizinstudium
Test 2 - Würfelsumme 2

Name: _____ **Vorname:** _____

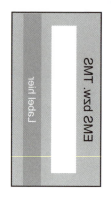

Label hier

EMS bzw. TMS

___ / ___ / ___

Aufgabenstellung:
Markiere jene Würfel, die mit mir die Würfelsumme 5 ergeben.

Bsp.:

Bitte nur so markieren

© MedGurus, Forchtenberg

Name: _____   Vorname: _____

EMS bzw. TMS

Label hier

Eignungstest für das Medizinstudium

Konzentriertes und sorgfältiges Arbeiten
Yin & Yang ☯ - Test 2

Aufgabenstellung:
Markiere jenes Zeichen, das mit dem nächsten ein "Yin und Yang" Symbol ergibt.

Bsp.: ☯☯☯☯☯☯☯☯☯

Bitte nur so markieren // /

©MedGurus, Forchtenberg

Konzentriertes und sorgfältiges Arbeiten

Yin & Yang - Test 2

Eignungstest für das Medizinstudium

Name: _____ Vorname: _____

EMS bzw. TMS

Label hier

Aufgabenstellung:
Markiere jenes Symbol "Yang"
Bsp.:

Markiere jenes Zeichen, das "Yang" zeigt.

und das mit dem nächsten "Yin" ein "Yin" und

Bitte nur so markieren / /

© MedGurus, Fortheinberg

BUCHEMPFEHLUNGEN, E-LEARNING UND SEMINARE

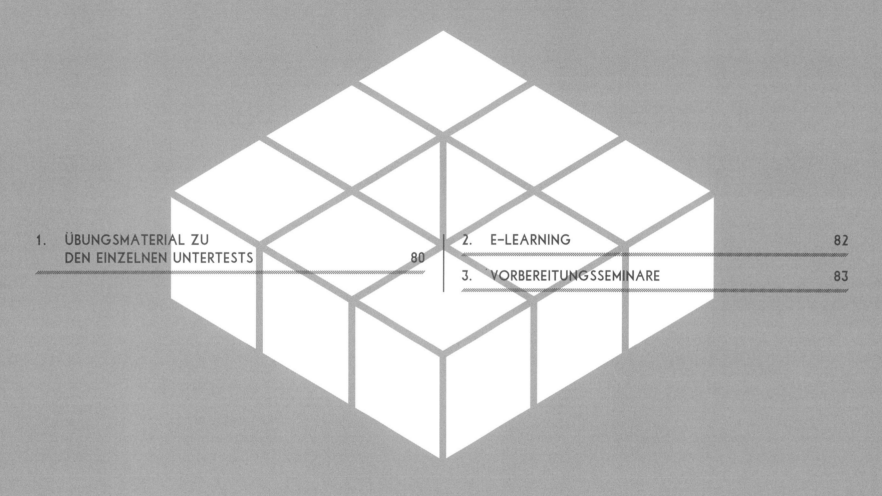

1. ÜBUNGSMATERIAL ZU DEN EINZELNEN UNTERTESTS — 80
2. E-LEARNING — 82
3. VORBEREITUNGSSEMINARE — 83

BUCHEMPFEHLUNGEN, E-LEARNING UND SEMINARE

Für eine intensive Vorbereitung ist ausreichend **hochwertiges Übungsmaterial** unverzichtbar. Wir haben Dir deshalb unsere Übungsbücher nach Untertest sortiert aufgeführt. Über den nebenstehenden QR-Link erhältst Du weitere Informationen und Leseproben zum jeweiligen Buch.

Darüber hinaus empfiehlt es sich Bücher in Gruppen zu besorgen und diese gemeinsam zu nutzen. Eine weitere günstige Alternative ist unsere **EMS, TMS, MedAT Tauschbörse**. Du findest diese Gruppe auf **Facebook** und kannst hier mit ehemaligen TeilnehmerInnen Bücher tauschen oder vergünstigt kaufen.

Zudem findest Du in diesem Kapitel alle wichtigen Informationen zu unseren **TMS und EMS Seminaren** und zu unserer **E-Learning-Plattform**. Via QR-Link gelangst Du direkt zu den Informationsvideos.

1. ÜBUNGSMATERIAL ZU DEN EINZELNEN UNTERTESTS

Ausführliche Informationen zu unseren Büchern, Seminaren und zu unserer E-Learning-Plattform erhältst Du auf unserer Homepage **www.medgurus.de**. Wenn Du mehr Informationen, Bilder oder Leseproben zu den unten aufgeführten Büchern unserer TMS, EMS, MedAT und Ham-Nat Buchreihen erhalten willst, folge einfach dem QR-Link neben den Büchern.

DIE KOMPLETTE TMS & EMS BUCHREIHE

LEITFADEN
Medizinertest in Deutschland und der Schweiz

* Lösungsstrategien zu allen Untertests werden anhand anschaulicher Beispiele und Musteraufgaben erklärt
* Zahlreiche Übungsaufgaben zu allen Untertests
* Allgemeine Bearbeitungstipps und Tricks für den TMS & EMS
* Alle Infos rund um den TMS & EMS inklusive Erfahrungsberichten

MATHE LEITFADEN
Quantitative und formale Probleme

* Das komplette relevante Mathe-Basiswissen für den TMS & EMS
* Lösungsstrategien und Grundaufgabentypen für den TMS & EMS
* Zahlreiche aktuelle Übungsaufgaben und komplette TMS-Simulationen mit ausführlichen Musterlösungen

SIMULATION
Medizinertest in Deutschland und der Schweiz
* Eine komplette Simulation des TMS in Deutschland
* Alle Aufgaben wurden vor der Veröffentlichung unter realen Testbedingungen getestet und den aktuellen Ansprüchen des TMS angepasst
* Die Simulation entspricht in Form und Anspruch dem TMS

DIAGRAMME UND TABELLEN
Übungsbuch
* Zahlreiche Übungsaufgaben, die in Form und Anspruch den Originalaufgaben entsprechen
* Musterlösungen zu allen Übungsaufgaben
* Lösungsstrategien, Tipps und Tricks zur effizienten Bearbeitung der Aufgaben

FIGUREN UND FAKTEN LERNEN
Übungsbuch
* Zahlreiche, aktualisierte Übungsaufgaben
* Schritt-für-Schritt Erklärungen zu den wichtigsten Mnemotechniken
* Tipps und Tricks für eine effizientere und schnellere Bearbeitung

KONZENTRIERTES UND SORGFÄLTIGES ARBEITEN
Übungsbuch
* Testrelevante Konzentrationstests mit Lösungsschlüssel
* Tipps für eine effizientere und schnellere Bearbeitung

MEDIZINISCH-NATURWISSENSCHAFTLICHES GRUNDVERSTÄNDNIS
Übungsbuch
* Übungsaufgaben zu Test-relevanten, naturwissenschaftlichen Themen
* Musterlösungen zu allen Übungsaufgaben
* Lösungsstrategien, Tipps und Tricks zur effizienten Bearbeitung

MUSTER ZUORDNEN
Übungsbuch
* Genaue Analyse der typischen Fallen und Fehler im TMS & EMS
* Erklärung der Bearbeitungsstrategien anhand von Musterbeispielen
* Zahlreiche, Test-relevante Übungsaufgaben mit kompletten Simulationen

SCHLAUCHFIGUREN
Übungsbuch
* Zahlreiche, erprobte Übungsaufgaben für ein ausgiebiges Training
* Genaue Analyse der typischen Fallen und Fehler im TMS & EMS
* Tipps für eine effizientere und schnellere Bearbeitung

TEXTVERSTÄNDNIS
Übungsbuch
* Medizinische Übungstexte zu TMS & EMS relevanten Themen
* Lösungsstrategien, Tipps und Tricks zur effizienten Bearbeitung
* Integrierter Lernplan mit Auswertungsbogen

2. E-LEARNING

In den letzten Jahren haben wir eine E-Learning-Plattform entwickelt auf der Du mittels **Video-Tutorials** alle Lösungsstrategien gezeigt bekommst und diese direkt mithilfe verschiedener **Übungs- und Simulationsmodi** trainieren kannst. Mithilfe der ausgeklügelten Lernstatistik erhältst Du Deinen individuellen Lernplan und kannst Dich dank unserer innovativen **Ranking-Funktion** mit allen anderen Teilnehmern vergleichen.

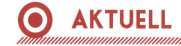 **AKTUELL**

- **BULLSEYE**
  Eine Umfrage unter allen Teilnehmern unserer E-Learning-Plattform im vergangenen Jahr hat gezeigt, dass unser errechnetes Ranking beim Großteil auch dem tatsächlichen TMS Ergebnis entsprach. Mehr als 80 Prozent der Teilnehmer gaben an das exakt gleiche oder nur ein minimal abweichendes Ergebnis erreicht zu haben.

 TIPPS

* **FÜR UMME**
  Auf unserer E-Learning-Plattform hat jeder die Möglichkeit kostenlos einen Einstufungstest zu machen. Dank der Ranking-Funktion kannst Du Dich direkt mit allen anderen Teilnehmern vergleichen und erhältst eine detaillierte Auswertung Deiner Stärken und Schwächen. Mehr Infos gibt es im Video. Einfach dem QR-Link folgen.

* **GEHE DIREKT AUF LOS!**
  Scannen und loslegen! Hier geht's direkt zu unserer Lernplattform. Einfach dem QR-Link folgen.

3. VORBEREITUNGSSEMINARE

Seit **2007** bieten wir Vorbereitungskurse zu studentisch fairen Preisen für den **EMS**, **TMS**, **MedAT** und **Ham-Nat** an. In unseren Seminaren stellen wir effiziente Bearbeitungsstrategien zu den einzelnen Untertests vor und trainieren diese mit den Teilnehmern anhand von Beispielaufgaben ein. Video Tutorials, Allgemeine Informationen zum **EMS**, **TMS**, **MedAT** und **Ham-Nat**, sowie Informationen zu unserem Kursangebot findest Du auf unserer Homepage www.medgurus.de.

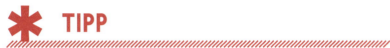

* **WATCH AND LEARN**
   Lass Dir von Lucas unser gurutastisches TMS & EMS Kursprogramm verständlich erklären. Da ist für jeden Geschmack etwas dabei. Einfach dem QR-Link folgen.

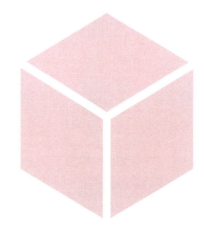

NOTIZEN

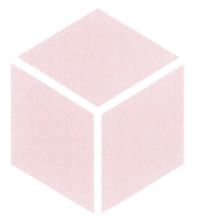

NOTIZEN

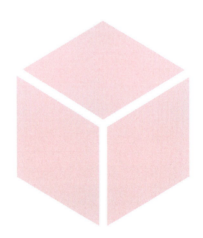

NOTIZEN

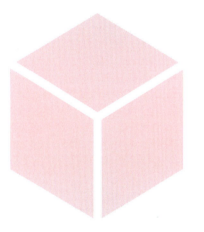

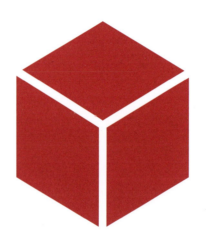